DE
L'ANUS PRÉLIMINAIRE

DANS LE TRAITEMENT

DU

CANCER DU RECTUM

ET

EN PARTICULIER DE SA FERMETURE

PAR

Le Dr F.-J. NICOLAS

DE L'UNIVERSITÉ DE PARIS

ANCIEN EXTERNE DES HOPITAUX

MÉDAILLE DE BRONZE DE L'ASSISTANCE PUBLIQUE

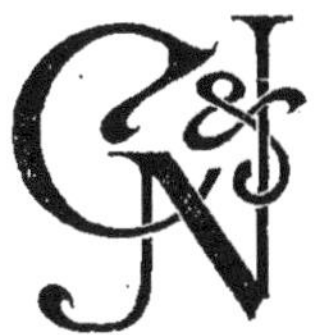

PARIS

GEORGES CARRÉ ET C. NAUD, ÉDITEURS

3, RUE RACINE, 3

1900

DE

L'ANUS PRÉLIMINAIRE

DANS LE TRAITEMENT

DU

CANCER DU RECTUM

ET

EN PARTICULIER DE SA FERMETURE

PAR

Le Dr F.-J. NICOLAS

DE L'UNIVERSITÉ DE PARIS
ANCIEN EXTERNE DES HOPITAUX
MÉDAILLE DE BRONZE DE L'ASSISTANCE PUBLIQUE

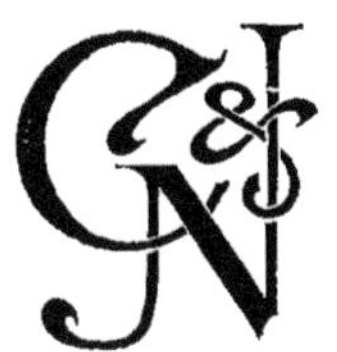

PARIS

GEORGES CARRÉ ET C. NAUD, ÉDITEURS
3, RUE RACINE, 3

1900

A LA MÉMOIRE DE MON GRAND-PÈRE

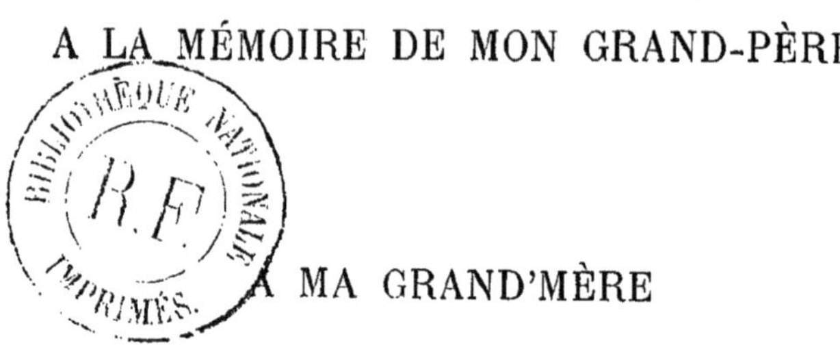

A MA GRAND'MÈRE

A MA MÈRE ET A MON PÈRE

A MA TANTE

A MES AMIS

A MON MAITRE

M. LE DOCTEUR QUÉNU

AGRÉGÉ DE LA FACULTÉ
CHIRURGIEN DE L'HOPITAL COCHIN
DIRECTEUR DE L'AMPHITÉATRE D'ANATOMIE DES HOPITAUX

A MON PRÉSIDENT DE THÈSE

M. LE DOCTEUR BERGER

PROFESSEUR A LA FACULTÉ
CHIRURGIEN DE L'HOPITAL BEAUJON
MEMBRE DE L'ACADÉMIE DE MÉDECINE

A MES MAITRES

C'est un devoir pour nous de rendre hommage aux maîtres qui nous ont guidé et instruit, de leur offrir le témoignage de notre vive reconnaissance.

Nous gardons précieusement le souvenir du regretté Pr Strauss, qui nous accueillit dans son service de la Charité dès le début de nos études.

Nous remercions, de leurs utiles et savantes leçons, MM. les P^rs^ Joffroy, Le Dentu et Berger.

Nous avons eu l'honneur d'être l'externe de MM. les Drs Mauriac et Queyrat, nous devons à leur enseignement nos connaissances sur les maladies cutanées et syphilitiques.

Nous sommes heureux d'avoir été l'élève et l'externe de M. le Dr Barié. Le solide enseignement qu'il nous a prodigué et son inappréciable bienveillance nous empêcheront d'oublier jamais combien nous lui devons de reconnaissance.

M. le Dr Quénu a bien voulu nous réserver une place d'externe dans son service, nous permettant ainsi de passer, près de lui, une des années les plus profitables de nos études.

Il nous a donné, en outre, une marque particulière d'intérêt en nous indiquant le sujet de notre thèse et en mettant ses observations à notre disposition.

Nous le prions d'accepter nos remerciements et de croire à notre profonde gratitude.

Nous sommes redevable à M. le Pr Pinard de nos connaissances obstétricales.

Que M. le Pr Berger reçoive ici l'hommage de notre reconnaissance, pour l'honneur qu'il nous fait en acceptant la présidence de notre thèse.

INTRODUCTION

L'anus préliminaire est l'application au rectum de la méthode de dérivation. Nombre de maladies graves de cet organe en tirent bénéfice. Il est aujourd'hui de pratique courante dans l'extirpation du cancer rectal.

Lowson l'a proposé et Thiem l'a employé dans le traitement chirurgical du rétrécissement du rectum; Kammerer, Korte, Delbet ont fait, dans des cas pareils, de semblables tentatives. Il a été également appliqué au traitement de certaines fistules rectales et de graves ulcérations de syphilis tertiaire du rectum.

Il ne sera question, dans ce travail, que de son application au traitement chirurgical du cancer du rectum.

La manière dont on établit l'anus préliminaire nous paraît être en rapport avec les difficultés ou les facilités que peut rencontrer une opération ultérieure, entreprise pour restaurer la paroi intestinale et rétablir le cours des matières fécales.

C'est pourquoi, nous décrirons la technique adoptée par M. Quénu dans les deux interventions ; nous dirons aussi comment, dans son service, est faite la désinfection du rectum cancéreux.

Pendant une année d'externat, à l'hôpital Cochin, nous avons pu suivre, jour par jour, deux cancéreux et apprécier l'excellence de la méthode du maître.

Sa pratique hospitalière nous a fourni cinq autres observations, lesquelles, comme les deux précédentes, nous permettent de proclamer autant de succès que d'interventions.

DE L'ANTISEPSIE DU RECTUM CANCÉREUX

La septicité du milieu opératoire constitue le principal facteur de gravité des opérations pratiquées pour extirper le cancer rectal.

De leur statistique, Quénu et Hartmann concluent que la septicémie est la cause de la mort dans 80 pour 100 des cas. Ce pourcentage met en évidence l'importance majeure de l'antisepsie et la nécessité absolue d'une désinfection minutieuse et aussi complète que possible du milieu opératoire.

La désinfection du rectum cancéreux présente des difficultés particulières. Le rectum, même à l'état normal, est habité par des foules microbiennes, dont le nombre et la virulence sont accrus à l'état pathologique.

Dans un rectum cancéreux, en plus de la septicité habituelle, normale pour ainsi dire, on doit compter sur une virulence particulière, due aux conditions du milieu qui résultent de l'existence du néoplasme et surtout de son ulcération.

La muqueuse rectale irritée, les anfractuosités de

la tumeur, le sphacèle des bourgeons néoplasiques, et les produits d'élimination du cancer, constituent un excellent milieu de culture qui est offert aux microbes intestinaux. Les résidus de chaque digestion entraînent avec eux de nouvelles légions, qui viennent grossir le nombre des agents pathogènes, à peine diminué par les rares et peu copieuses exonérations fécales d'un malade, habituellement atteint de rétention. Le cancer barre le passage des agents septiques ; il y a, à son niveau, un véritable congrès des microbes de tout le tube digestif.

Mais la stase des matières, qu'on trouve également dans les rétrécissements du rectum, sans que pour cela le milieu atteigne un égal degré de septicité, n'est pas la vraie cause de la virulence extrême de la cavité du rectum cancéreux.

C'est dans la tumeur qu'il faut chercher la raison de cette hyper-virulence et surtout dans son ulcération. Les anfractuosités, qui résultent de la désintégration de la tumeur cancéreuse, par suite du sphacèle et de l'élimination des fragments néoplasiques, sont peuplées par les microbes qui accompagnent cette gangrène. Ce sont les microbes du sphacèle qui occasionnent l'éminente septicité du milieu rectal. Les conditions sont tout autres, quand le cancer n'est pas ulcéré, et le rectum, alors, est loin d'être aussi septique.

Un fait clinique, sur lequel M. Quénu a insisté à plusieurs reprises devant nous, met en évidence le rôle capital de l'ulcération.

Lorsque le doigt, qui pratique le toucher rectal,

découvre un cancer ulcéré, anfractueux, il revient de l'exploration imprégné d'une odeur infecte, spéciale; rencontre-t-il, au contraire, une plaque indurée, étendue, déjà vieille, mais non ulcérée, l'odeur spéciale est peu marquée ou fait défaut. Cette odeur est pathognomonique de la septicité du milieu rectal, et la clinique permet de trouver, entre les exemples extrêmes que nous venons de citer, une série de cas intermédiaires dans lesquels l'odeur, plus ou moins accusée, est en rapport avec le degré d'ulcération du néoplasme.

Cette ulcération, nous le répétons pour y insister, est la cause prépondérante de la septicité du rectum cancéreux.

De quels moyens disposons-nous pour désinfecter ce milieu ?

Pour Marcel Baudouin (1), la désinfection du rectum cancéreux comprend trois parties :

1° La désinfection de l'anus ;

2° La désinfection du tube digestif en général ;

3° La désinfection particulière du rectum.

Nous n'insisterons pas sur l'antiseptisation de l'anus et de la peau circumvoisine, parce qu'elle est possible et facile par les moyens ordinaires.

Pour désinfecter le tube digestif, il y a trois choses à faire. D'abord, il faut balayer les microbes contenus dans les intestins, on y arrive par les purgatifs répétés ;

(1) Marcel Baudouin. L'asepsie et l'antisepsie à l'hôpital Bichat, 1890, p 115.

ensuite entraver l'introduction de nouveaux microbes, cela s'obtient par le régime lacté absolu; enfin détruire les microbes qui auraient résisté aux deux moyens précédents, de là l'emploi des antiseptiques intestinaux.

Pour Baudouin, l'antisepsie préopératoire doit commencer 12 ou 15 jours auparavant. A plusieurs reprises, à 3 ou 4 jours d'intervalle, le malade prendra des purgatifs salins assez énergiques ; après le premier purgatif, il sera alimenté exclusivement avec du lait stérilisé, à raison de 2 à 3 litres par jour. En même temps, il absorbera des antiseptiques intestinaux, naphtol β ou salicylate de bismuth. D'après Schwartz (1), le mélange de naphtol β et de magnésie blanche, à raison de 2 grammes de chaque par jour, procurerait des selles blanchâtres et peu odorantes.

La désinfection du rectum se fait par des lavages antiseptiques, portés au niveau du cancer. Dans le choix de la solution antiseptique, il faut tenir compte du pouvoir absorbant de la muqueuse rectale et surveiller les phénomènes d'intoxication.

D'autre part, on s'abstiendra de solutions antiseptiques irritantes : pour cette raison, l'acide phénique nous paraît devoir être rejeté.

Baudouin conseille de faire, trois fois par jour, des irrigations avec une solution de sublimé à 1 pour 2000 d'eau ; Volkmann et Bardenheuer emploient les injections continues de solutions salicylées. L'eau bouillie, naphtolée,

---

(1) *Bull. et Mém. de la Soc. de chir.*, 21 mai 1890, 401.

le permanganate de potasse à 1 pour 1000, le permanganate de chaux (1) ont été tour à tour employés. Ces dernières solutions sont mal supportées, les autres sont insuffisantes.

M. Quénu (2) a appliqué au cancer rectal le carbure de calcium, préconisé par Guinard dans le cancer utérin; son application est douloureuse et, dans un cas, la chute des escarres a produit une violente hémorragie.

A ces irrigations, M. Quénu (3) joint volontiers des instillations de nitrate d'argent au trentième, portées au niveau du rétrécissement cancéreux, la veille de l'extirpation.

Dans quelque cas, un curettage préalable, suivi de lavages antiseptiques, permet d'obtenir un degré satisfaisant d'antiseptisation, ainsi que M. Quénu (4) a pu s'en assurer, chez un de ses malades, sur lequel du mucus rectal a été prélevé avant et après l'action de la curette. Malheureusement, ce curettage n'est applicable qu'à un nombre restreint de cancers et, dans maintes circonstances, c'est un procédé dangereux.

L'action du régime lacté et des purgatifs a été expérimentalement démontrée par Gilbert et Dominici (5); mais il ressort de leurs expériences qu'on arrive seulement à diminuer le nombre des microbes.

---

(1) Quénu. *Bull. et Mém. de la Soc. de chir.*, juillet 1897.
(2) In *idem.*
(3) *Bull. et Mém. de la Soc. de chir.*, 28 juillet 1897, 403.
(4) Quénu. *Soc. de chir.*, 25 mars 1896.
(5) *Soc. de biologie*, 14 avril 1894 et 21 décembre 1895.

Les irrigations elles-mêmes sont insuffisantes. M. Quénu (1), ayant à traiter un malade dont le cancer, situé dans l'ampoule rectale, n'offrait aucune odeur de gangrène, aucune fongosité, pratiqua un anus préliminaire. L'ulcération était plate, non anfractueuse, facile à laver et aucune matière fécale ne passait par le bout inférieur. Pendant les huit jours qui précédèrent l'extirpation du cancer, on fit quotidiennement un lavage abondant au permanganate de potasse à 1 pour 2000, par l'anus préliminaire, le liquide ressortant par l'anus normal. Une demi-heure avant l'opération et contre le gré de M. Quénu, on injecta dans l'ampoule une solution au millième. Au moment d'opérer, le liquide fut évacué et on fit des ensemencements sur des tubes de gélatine et de gélose. Les cultures poussèrent admirablement, fourmillant de bactérium coli, de streptocoque et de microbes de toute espèce. Ainsi, malgré huit jours de lavages et le cancer étant peu ulcéré, le milieu rectal était resté très septique. Dans d'autres expériences, M. Quénu (2) a étudié comparativement le pouvoir désinfectant de diverses solutions antiseptiques. Il conclut que l'eau oxygénée, à 1 pour 3 ou pour 4, est l'antiseptique, par excellence, du rectum cancéreux.

Mais il ne s'agit encore que d'une antisepsie relative, bien éloignée de l'antisepsie intégrale.

Avec ces moyens, quand on intervient pour le cancer

---

(1) *Soc. de chir.*, 24 février 1897, p. 163.

(2) *Bull. et Mém. de la Soc. de chir.*, 23 février 1898.

rectal, on peut dire qu'on agit sans sécurité, avec tous les dangers de l'infiltration stercorale dans les tissus du périnée, de l'épanchement fécal dans le péritoine et dans les conditions désavantageuses du milieu le plus éminemment septique de l'économie.

On comprend aisément qu'il soit impossible de désinfecter complètement un rectum cancéreux. A-t-on à peine obtenu un léger degré d'antiseptisation, qu'il est bientôt effacé par le passage des matières fécales, lesquelles, malgré les purgatifs, le régime lacté absolu et les antiseptiques intestinaux, contiennent des microbes et ensemencent à nouveau le milieu rectal. Le régime lacté diminue le volume des fèces, la constipation espace les selles; néanmoins le malade et le chirurgien restent à la merci d'une débâcle inopinée.

L'antisepsie rectale ne peut être obtenue qu'au prix d'une dérivation complète du cours des matières fécales, de là vient l'idée de l'anus préliminaire.

Signalons, en passant, la manœuvre par laquelle Doyen (1) remplace l'anus préliminaire. Ce chirurgien attire une anse de l'S iliaque, passe une compresse à travers son méso et, par un pansement compressif, supprime pendant six à huit jours tout passage des gaz et des matières.

Nous doutons, *a priori,* que cette pratique puisse remplacer l'anus préliminaire. Il est d'ailleurs difficile de porter une appréciation basée sur des faits, car, à

(1) Doyen. *Presse médicale*, 6 novembre 1897.

notre connaissance, il n'y a pas eu d'observation publiée.

En dérivant le cours des matières fécales, l'anus préliminaire préserve le rectum des souillures qu'entraîne leur passage; on n'a pas à craindre, pendant la période de préparation antiseptique, qu'une selle intempestive vienne détruire le degré de désinfection déjà obtenu.

L'orifice inférieur de l'anus préliminaire offre une voie d'accès au-dessus du rétrécissement cancéreux; les irrigations, introduites par cette voie, appuient de leur poids sur les matières, les délayent, les entraînent aisément ou les chassent devant elles. La vidange du rectum est plus facile et plus complète que lorsque les irrigations sont pratiquées par l'anus normal.

En outre, l'anus préliminaire délivre le malade de l'obstruction qui l'intoxique, il diminue les douleurs, arrête les pertes de sang qui affaiblissent le cancéreux. L'état général de celui-ci bénéficie de la préparation du champ opératoire et s'améliore sensiblement. Ce sont là des avantages précieux à la veille d'une opération, qui comporte de grands délabrements.

Lorsque le cancer est opéré, que les sutures sont faites, la réunion des plaies a lieu à l'abri des matières fécales. Les plaies ne peuvent plus être infectées par une débâcle inopinée, contre laquelle la constipation est incapable de nous protéger d'une manière certaine. On peut appliquer sur les plaies des pansements antiseptiques, ce qui est impossible si elles sont continuellement souillées. La guérison est incomparablement plus sûre et moins longue.

Il est inutile d'insister, l'anus préliminaire est adopté aujourd'hui par la majorité des chirurgiens. Il permet de pratiquer l'extirpation du cancer avec moins de mauvaises chances, il réduit au minimum les risques opératoires d'ordre septique.

Mais il ne faut pas croire que lorsqu'on a pratiqué un anus préliminaire et qu'on a fait passer des litres de solutions antiseptiques, on a réalisé l'antiseptie intégrale du rectum. On a supprimé, il est vrai, une cause d'infection du milieu rectal, c'est-à-dire le passage des matières fécales, mais il reste, dans le rectum, le cancer ulcéré, qui, nous l'avons vu, est la vraie cause, la cause essentielle de la septicité exceptionnelle du milieu. A vrai dire, tout en contribuant pour une part à l'antiseptisation du rectum, l'anus préliminaire est surtout une précaution prise contre les débâcles.

Malgré la dérivation du cours des matières, il reste dans le rectum les microbes du sphacèle cancéreux que les irrigations atteignent difficilement, au fond des anfractuosités de l'ulcération.

On peut donc dire qu'on ne désinfecte pas complètement un rectum cancéreux, on atténue seulement sa septicité. Il résulte de ce fait qu'il faut, à tout prix, se mettre en garde contre l'épanchement des liquides rectaux sur les surfaces cruentées, qu'on ne doit pas toucher au milieu rectal durant l'acte opératoire, qu'en un mot, selon la formule de notre maître M. Quénu, le rectum cancéreux doit être extirpé « comme un kyste à contenu septique ».

HISTORIQUE

Pollosson, le premier, eut l'idée de pratiquer l'anus préliminaire dans le cancer du rectum, pour permettre l'extirpation du néoplasme à l'abri des matières fécales. Dans une communication faite le 5 mai 1884 à la Société de Médecine de Lyon, après avoir examiné les déplorables conditions opératoires dans lesquelles se trouve le chirurgien, il dit : « Nous nous proposons d'établir un véritable anus terminal ne permettant pas aux matières d'aller plus loin. Pour cela nous oblitérons le bout inférieur du tube intestinal, au-dessous du nouvel anus ». Il ajoute plus loin : « Je crois même, en ce qui concerne l'oblitération du bout inférieur, qu'on pourrait par un artifice rendre la dérivation des matières intestinales complète, tout en la faisant provisoire ».

L'idée de la colostomie temporaire est en entier dans cette dernière citation.

Laguaite, dans sa thèse, développe la pensée de son maître : « Si on voulait, dit-il, se réserver la possibilité de rétablir le cours des matières, le procédé qui nous paraît préférable consisterait, après section du diamètre intestinal, à fixer l'un et l'autre bout au contour de l'incision de la paroi abdominale, en adossant les deux bouts en canon de fusil ». Quelques pages plus loin, il écrit : « On créerait ainsi un éperon suffisant pour s'opposer à la circulation des matières, mais susceptible d'être sectionné par l'entérotomie ». Il ajoute, mettant en relief le parti qu'on peut tirer du bout inférieur : « On utiliserait, dans ce cas, l'orifice du bout inférieur pour faire des lavages détersifs et antiseptiques de la surface cancéreuse du rectum ».

La malade, qui fait l'objet de la communication de Pollosson, mourut, sans être opérée de son cancer rectal, son état ayant été jugé trop grave pour permettre l'intervention.

En 1884, dans le numéro du 16 août du *British medical journal,* James Adam publie un court article pour recommander l'anus préliminaire. Il conseille l'anus de Callisen dans tous les cas de cancer du rectum autres que les cas très bas. Il ne cherche pas à refermer l'anus après l'extirpation du néoplasme par précaution, en cas de récidive.

Duranti, professeur de clinique chirurgicale à Rome, paraît avoir pratiqué, le premier, l'opération complète. Sa communication à la Société de chirurgie italienne date d'avril 1886. Elle rapporte l'observation d'un malade, chez lequel il fit un anus préliminaire, suivi de l'extirpation du cancer au thermocautère. Cette observation eut un grand retentissement et valut à Duranti d'être considéré, en Italie, comme l'inventeur de la méthode. Peut-être, doit-on lui accorder l'honneur d'avoir pratiqué l'opération complète le premier, mais la priorité de l'idée revient à Pollosson.

De même, en Russie, Veljaminov, en 1885, dans sa thèse, qui traite des avantages de l'anus préliminaire, croit devoir en attribuer l'idée à Ivanov, se réservant pour lui l'honneur de l'avoir le premier mise en pratique. La société de chirurgie de Saint-Pétersbourg, en janvier 1895, entendit les revendications de Ivanov au sujet de sa priorité sur les autres chirurgiens étrangers.

König, en 1886, fit d'abord l'anus iliaque et, quelques jours après, enleva le cancer (1).

Scheede (2), de Hambourg, en 1887, ayant eu une rupture de la suture circulaire chez une malade opérée par la voie sacrée, pensa, en dérivant les matières, éviter cette désunion et pratiqua l'anus préliminaire chez deux malades. Dans le premier cas, l'anus fut établi dans la même séance que l'opération sacrée et même celle-ci une fois achevée.

Depuis, la méthode de dérivation est de plus en plus en faveur. L'anus se fait dans presque tous les cas, en Amérique, où il est adopté par W. W. Keen et Kammerer. En Allemagne, Rydigier, Lauenstein, Cardua, Cczerny, König, Krönlein en sont partisans. Kraske (3) ne le repousse pas tout à fait et le réserve pour les cas de rétrécissement notable.

En France, Demons, au Congrès de chirurgie de 1895,

---

(1) König. *Berlin. klin. Woch.*, 1886.
(2) Scheede. *Deustche med. Woch.*, n° 48, p. 1048.
(3) Kraske. *Sammlung. klin. Vorträge*, 1897, nos 183-184.

prend la parole pour défendre énergiquement l'anus préliminaire et fait connaître trois observations personnelles. M. Quénu (1) l'adopte en 1895; les chirurgiens lyonnais, entre autres Gangolphe, Nové-Josserand, Wallas (2), suivent en 1897.

Enfin, au Congrès de chirurgie de la même année, la question est reprise dans le rapport de Quénu et Hartmann sur le traitement du cancer rectal. Julliard, de Genève, s'en déclare partisan et Pollosson prend la parole pour en étendre les indications.

La majorité du Congrès se montre favorable à l'anus préliminaire.

(1) Quénu. *Presse médicale*, novembre 1895.

(2) Gangolphe, Nové-Josserand, Vallas, *Lyon médical*, 4 et 11 juillet 1897.

COLOSTOMIE

Indications. — En proposant son opération, Pollosson pensait qu'elle devait être réservée aux cancers, dont l'extirpation entraîne de grandes et graves opérations, dans lesquelles les complications septiques sont à redouter. « Elle s'adresse, dit Laguaite, aux cancers élevés, adhérents aux organes voisins, aux cancers dont l'ablation nécessite l'ouverture du péritoine. Quand on peut dépasser facilement la tumeur avec le doigt, quand elle est mobile sur les parties voisines, il est indiqué de ne pas pratiquer la colostomie ».

Finet estime que l'anus préliminaire a réalisé un grand progrès, mais qu'il ne faut pas en généraliser l'indication. « Les avantages de l'anus existent, dit-il, pour les résections du rectum, il empêche les matières d'arriver dans le rectum et sauvegarde la suture circulaire. Dans tous les cas où on ne peut faire la suture circulaire, il faudra s'en abstenir, à plus forte raison dans les simples amputations du rectum ».

Morestin est d'avis que la véritable indication de l'anus se présente, quand on extirpe un cancer par la méthode de Kraske.

Pour pratiquer l'anus préliminaire, Kraske considère le rétrécissement néoplasique. Si celui-ci est peu serré et laisse un passage suffisant aux matières, par suite aux liquides antiseptiques, Kraske s'en dispense ; il ne le pratique que lorsque le rétrécissement est étroit.

Sans aucun doute, la suture circulaire, qui suit une résection du rectum, tire le plus grand bénéfice de la dérivation des matières; n'étant pas tiraillée, elle a beaucoup plus de chances de réussir; mais on ne saurait accepter que les avantages de la colostomie préliminaire soient réservés à la résection du rectum.

L'anus préliminaire est indiqué dans les amputations du rectum. La question de la suture circulaire est secondaire en l'espèce, car on fait celle-ci sur d'autres portions du tube digestif, sans qu'elle soit précédée d'un anus préliminaire ; le plus souvent d'ailleurs, ce n'est pas tant le passage de quelques matières, qui compromet le succès de la suture circulaire, que la rétraction des deux bouts du rectum qui tirent sur les fils. Qu'il s'agisse de résection ou d'amputation, ce qui domine la chirurgie du rectum cancéreux, c'est le danger qu'il y a à faire une opération dans un milieu septique, c'est la nécessité de soustraire le malade aux complications septiques qui tuent.

Ces complications sont-elles moins à redouter dans l'un que dans l'autre cas ?

Quand une amputation supprime 12, 15 et jusqu'à 20 centimètres de gros intestin, quand pour abaisser le bout supérieur, la cavité péritonéale est ouverte, le méso sectionné, on ne peut rejeter l'anus préliminaire parce que, sans celui-ci, on accomplit de pareils délabrements dans un milieu insuffisamment désinfecté, ayant tout à redouter de la vaste surface d'absorption que laisse après elle cette amputation.

S'il n'y a pas lieu d'établir des indications différentes à propos de l'amputation et de la résection du rectum, pour les raisons que nous venons de donner, on ne peut pas davantage, en s'appuyant, comme Kraske, sur l'angustie plus ou moins grande de la portion cancéreuse du rectum, adopter ou rejeter la colostomie préliminaire.

Assurément, on désinfecte plus facilement un rectum peu rétréci, mais même dans les cas les plus favorables, on ne réalise qu'une désinfection tout à fait insuffisante, qui donne une sécurité fausse et dangereuse.

Au congrès de 1897, Pollosson revient sur les indications de l'anus préliminaire, pour les étendre, et déclare que l'anus doit être appliqué même dans les cas où l'opération de Lisfranc, pratiquée pour des cancers du segment inférieur, pouvant être dépassés par l'index, se présente avec les caractères d'une opération peu dangereuse. Toute ablation du cancer rectal doit être précédée de l'établissement d'un anus définitif. En principe, dit-il, il y aura peu d'exceptions à cette règle en apparence sévère.

Pollosson parle d'anus définitif ; nous reviendrons ultérieurement sur ce point.

Au point de vue des indications, les cancers peuvent être séparés en deux catégories : l'une comprend les cancers les plus élevés, qui ne peuvent être opérés ni par la voie sacrée, ni par la voie périnéale. Ce sont les cancers recto-sigmoïdes de la classification de Quénu et Hartmann. Ils sont justiciables des méthodes opératoires abdomino-périnéale ou abdomino-sacrée. Par suite, il ne saurait être question, à leur sujet, d'anus préliminaire.

La seconde catégorie comprend tous les autres cancers justiciables de la voie basse, c'est-à-dire des méthodes périnéale et sacrée. Pour nous, tous ces cancers ne seront opérés qu'après l'établissement d'un anus préliminaire.

Il est, cependant, une exception à signaler. Dans certains cas de cancer rectal peu élevé, réduit à une plaque, Quénu et Hartmann (1) admettent qu'on puisse se dispenser de la colostomie. Ils conseillent, quand le cancer est ulcéré, de curetter les bourgeons néoplasiques; après quoi, ils considèrent la désinfection du rectum comme possible, par les purgatifs, la constipation et les lavements antiseptiques. Bien entendu, si la plaque cancéreuse n'est pas ulcérée, le curettage devient inutile.

A part ces cas très spéciaux et exceptionnels, l'anus préliminaire s'applique à tous les cancers opérables par les voies périnéale et sacrée.

Des conditions de la colostomie. — L'anus iliaque et l'anus lombaire ont été, tous deux, proposés et appliqués dans le traitement du cancer du rectum. Pollosson préfère le premier, James Adams conseille le second. Kraske

---

(1) Quénu et Hartmann. *Chirurgie du rectum*. t. II, p. 241, 1899.

préconise l'anus lombaire parce que l'adhérence de l'anse oméga empêche d'abaisser le rectum.

« A mon avis, dit Julliard(1), l'anus iliaque est très préférable à l'anus lombaire. Il permet la désinfection du rectum bien mieux que l'anus lombaire qui, pour cela, est situé beaucoup trop loin. S'il faut ultérieurement, pour le fermer, en venir à une entérectomie, celle-ci se fera bien mieux avec l'anus iliaque ». Depuis les débats qui ont eu lieu sur la valeur des deux opérations, entre Verneuil et Reclus d'une part pour l'anus iliaque, Trélat d'autre part pour l'anus lombaire, les préférences vont à l'anus iliaque. Alligham a fini par l'adopter ; König, Kronlein en sont partisans. Bergmann considère la colostomie lombaire comme une mauvaise opération. A peu près tous les chirurgiens pratiquent aujourd'huï l'anus iliaque.

Quel laps de temps séparera l'opération de l'anus préliminaire de l'extirpation du cancer rectal ?

Sur ce point les avis sont partagés.

Certains chirurgiens, comme Scheede de Hambourg, c'était du moins sa pratique en 1887, ou comme Ivanov, font la colostomie dans la même séance opératoire que l'extirpation du néoplasme rectal, immédiatement avant celle-ci ou immédiatement après. Ils motivent leur manière de faire, en invoquant l'avantage qu'il y a à raccourcir le séjour à l'hôpital d'un malade très affaibli, à le débarrasser au plus vite de son cancer et à le soumettre une seule fois au sommeil chloroformique.

---

(1) *Congrès français de chirurgie*, 1897.

Ce faisant, ils ne tirent pas de l'opération le parti qu'elle comporte. S'ils conservent l'avantage d'éviter le passage des matières fécales sur les plaies, s'ils épargnent aux sutures les traitements qu'entraîne la défécation, ils se privent du moyen le plus puissant et le plus sûr pour désinfecter le champ opératoire. Leur opération s'accomplit dans un milieu insuffisamment désinfecté, leur malade court les dangers de toutes les complications septiques.

L'anus préliminaire ne sert pas seulement à empêcher l'infection post-opératoire, il a encore pour indication de permettre une sérieuse désinfection du tube rectal, avant l'opération. Cette considération est, pour Morestin(1), d'une grande importance et, s'il doit y avoir un anus préliminaire, on l'utilisera, dit-il, pour travailler efficacement à l'antisepsie pré-opératoire.

En outre, nombre de malades du cancer du rectum sont atteints d'obstruction partielle et de troubles généraux, liés à la stercorémie lente. L'anus préliminaire supprime cette rétention et, dans la majorité des cas, améliore sensiblement l'état général et augmente le pouvoir de résistance de l'opéré.

L'argument, fourni par la narcose, n'est pas d'un grand poids, car, si on ne donne le chloroforme qu'une fois, on ne le donne plus longtemps. Il est d'ailleurs possible, pour la colostomie, de ne pas le donner du tout et de pratiquer cette opération, en employant l'anesthésie cocaïnique, comme font Chaput et d'autres chirurgiens.

---

(1) *Thèse*, Paris, 1894.

Il importe peu, d'autre part, d'augmenter de quelques jours le séjour du malade à l'hôpital, comme de surseoir d'autant à l'extirpation du néoplasme. Sans inconvénient, on peut attendre 12 ou 15 jours. C'est trop peu de temps, pour qu'un progrès sensible se manifeste dans la tumeur et rende l'opération plus difficile ou la guérison plus aléatoire.

Il importe peu, comme dit Demons, que la cure soit plus lente, si elle est plus sûre ; il vaut mieux mettre plusieurs mois à guérir que peu de jours à mourir.

Nous pensons donc que quelques jours doivent séparer la colostomie de l'extirpation du néoplasme. Ces quelques jours seront employés à la désinfection du rectum. Il reste à savoir combien de temps exige cette désinfection.

Chaput(1), en 1896, lut, à la Société de chirurgie, une communication dans laquelle il fait connaître qu'il établit l'anus préliminaire quarante-huit heures avant l'extirpation du cancer.

M. Quénu protesta contre cette pratique et montra, avec insistance, qu'il est erroné de croire qu'on peut, en deux jours, antiseptiser le rectum d'une façon satisfaisante. On n'arrive pas, quoi qu'on fasse, à détruire tous les microbes qui pullulent dans le rectum et dans les anfractuosités du cancer ulcéré ; ce n'est pas en deux jours qu'on peut obtenir une désinfection vraiment utile, il convient de faire des irrigations répétées, nom-

---

(1) *Soc. de chir.*, 22 juillet 1896.

breuses, et, pour cela, 10 ou 12 jours ne constituent pas un délai exagéré. Cette opinion fut partagée, dans le sein de la société, par plusieurs membres, et Routier, Reclus, Tuffier se rangèrent de son côté.

C'est la pratique de Demons, celle de Julliard, celle de M. Quénu et de bien d'autres encore.

Dans les observations que nous présentons, l'anus préliminaire a été établi une quinzaine de jours avant l'opération sur le rectum.

Une autre question se pose : à quelle hauteur faut-il saisir l'intestin et le fixer à la paroi abdominale? On a fait à l'anus préliminaire le reproche de rendre plus pénible la mobilisation du rectum. Nous avons vu que Kraske préconise l'anus lombaire parce que l'adhérence de l'anse oméga empêche d'abaisser le rectum.

Dans un cas, Delbet(1) avait pratiqué un anus préliminaire pour un rétrécissement du rectum. Quand il voulut intervenir pour celui-ci, les lésions montant très haut, il abaissa le rectum, mais il fut arrêté par une résistance invincible. L'anus artificiel avait été fait, malheureusement, sur la partie inférieure de l'anse oméga et la fixation de l'intestin s'opposait à l'abaissement du rectum.

D'autre part, un anus pratiqué sur une portion très élevée du côlon peut favoriser la production d'un prolapsus post-opératoire. Il y a donc inconvénient à fixer l'intestin trop haut comme trop bas.

---

(1) In Traité de chir. Le Dentu-Delbet, t. VIII, p. 445, 1896.

Chaput choisit le côlon transverse, Lauenstein et Kammerer le côlon ascendant, Kraske adopte le côlon transverse. Julliard fait l'opération un peu au-dessus de l'anse oméga. Ceci recommande de placer l'anus artificiel sur la terminaison de l'iléon, à 12 ou 20 centimètres du cæcum.

Il est difficile de déterminer un lieu d'élection, pouvant convenir à la généralité des cas et nous croyons préférable d'envisager chacun d'eux, en particulier. On se guidera, comme fait M. Quénu, sur la longueur de rectum dont l'extirpation du cancer entraîne le sacrifice. Profitant de l'incision de la paroi dans la colostomie, il passe quatre doigts et même la main dans le ventre et sent les limites supérieures du cancer. Ensuite, tendant le côlon sigmoïde, il laisse filer, dans le petit bassin, juste la quantité convenable et, au-dessus, pratique la fixation de l'intestin.

En ce qui concerne le choix du procédé opératoire, nous sommes d'avis que le chirurgien doit être guidé par la pensée qu'il établit un anus, dont la fermeture sera indiquée ultérieurement, si l'extirpation radicale du cancer réussit. Il devra donc se ménager, en vue de cette opération, toutes les facilités et, dans ce but, adopter les procédés les plus simples.

Pour cette raison, nous rejetons la dérivation des matières obtenue par la section complète de l'intestin, suivie de la fixation à la paroi du bout supérieur, de la fermeture du bout inférieur avivé et de sa réduction dans le ventre. Cette pratique établit un anus définitif qui nécessitera, si on veut rétablir la circulation fécale, une opération grave et compliquée.

L'anus préliminaire doit répondre à deux conditions : il doit détourner complètement les matières fécales, et donner accès, par en haut, sur le cancer.

Pour obtenir un éperon qui fonctionne bien, il nous semble inutile de recourir à la section complète de l'intestin, avec adossement et suture des deux bouts en canon de fusil. La méthode de Maydl ou les procédés analogues réalisent, à meilleur compte, un éperon satisfaisant.

Il nous paraît bon, puisque rien ne presse, de faire la colostomie en deux temps et d'attendre, pour ouvrir l'intestin, que des adhérences solides unissent celui-ci à la paroi abdominale.

Dans le chapitre qui suit, il sera question de la technique de M. Quénu sur ce point.

Opération. — Le malade prend un grand bain savonneux, la veille du jour de l'opération, ensuite dans le lit, la peau de la région iliaque gauche est rasée, lavée au savon et à la lessive de soude, avec une brosse à main. On termine, en rinçant avec une solution de sublimé au millième et en frottant vigoureusement la peau avec des boules d'ouate imbibées d'éther. Un pansement humide recouvre la région et reste en place, jusqu'au moment de l'opération.

Le lendemain, sur la table d'opération, lorsque le malade est endormi, un aide détache le pansement humide de la veille ; ensuite le chirurgien frotte la peau de la région opératoire avec une compresse stérilisée, sur laquelle un aide verse de l'éther.

Premier temps. — Incision de la paroi abdominale.

M. Quénu fait, un peu en dedans de l'épine iliaque gauche, une incision, parallèle à la direction des fibres du grand oblique, dont le milieu répond à l'épine iliaque. On coupe le tissu conjonctif sous-cutané et le fascia superficiel, puis l'aponévrose du grand oblique, les fibres musculaires du petit oblique, le transverse et le fascia transversalis sous-séreux. Pincer le péritoine au milieu, faire une boutonnière qu'on agrandit en coupant avec les ciseaux, sur le doigt.

Deuxième temps. — Attraction de l'anse intestinale et palper manuel intra-abdominal (1).

Il est nécessaire, au point de vue des indications ou des contre-indications opératoires, aussi bien qu'au point de vue du choix du procédé opératoire, de connaître les limites du cancer, le confinement du néoplasme aux parois rectales, ses adhérences aux organes voisins, et leur nature — celle-ci peut être inflammatoire — enfin les adénopathies concomittantes.

La limitation inférieure du cancer est, d'ordinaire, facilement donnée par le toucher rectal, avec, chez la femme, le toucher vaginal. La limitation supérieure, quand elle ne peut être fournie par le toucher rectal, est incertaine par tous les autres procédés d'exploration, dont maints sont dangereux.

Aussi M. Quénu pratique-t-il systématiquement le palper manuel intra-abdominal, par l'incision de la colostomie préliminaire.

---

(1) Quénu. *Soc. de chir.*, 17 juin 1897.

La main, introduite jusque dans le cul-de-sac de Douglas, palpe et reconnaît le boudin dur, formé par le rectum dégénéré : il mesure avec l'index la distance qui sépare le fond du cul-de-sac recto-vésical ou recto-utérin, de la limite supérieure du cylindre dur : il mesure également la distance qui s'étend de ce dernier, pris en arrière, à l'angle sacro-vertébral. Cet angle étant à 5 ou 6 centimètres du bord supérieur de la troisième vertèbre sacrée, à 5 centimètres environ, par conséquent, de la pointe du méso-rectum, il en déduit l'envahissement ou l'intégrité de l'anse sigmoïde.

Le palper manuel lui sert, en outre, à rechercher les ganglions indurés, du côté gauche et même du côté droit, en déprimant fortement la paroi abdominale.

Le diagnostic de siège et d'étendue ainsi précisé permet de juger l'opérabilité du cancer et, quand le cancer est opérable, de faire le choix du procédé opératoire.

Si le cancer est justiciable de la voie abdomino-périnéale ou de la voie abdomino-sacrée, M. Quénu pratique son extirpation incontinent.

Depuis, les idées de M. Quénu se sont un peu modifiées et il a une grande tendance, au lieu d'utiliser, pour l'exploration, l'incision de l'anus contre nature, à pratiquer une véritable laparotomie exploratrice médiane.

Dans les autres cas, il termine l'anus iliaque. C'est alors que connaissant la longueur du rectum à supprimer, il tend, avec la main, le côlon sigmoïde et laisse filer dans le petit bassin la longueur d'anse oméga qu'il juge convenable ; immédiatement au-dessus, il pince l'intestin entre les doigts et l'attire dans l'incision de la paroi.

Troisième temps. — Fixation de l'anse intestinale.

Ce temps comprend deux parties : la constitution de l'éperon et la fixation proprement dite.

Pour constituer l'éperon, couder l'intestin, rapprocher les branches du coude intestinal, de façon à mettre en contact leur face mésentérique ; les maintenir en position, en passant un fil de méso à méso, l'aiguille piquant près de l'intestin.

Pour la fixation, passer un fil du méso à mi-épaisseur de chaque lèvre de l'incision, un troisième et un quatrième fil réunissent chaque angle de la plaie à la portion correspondante de la paroi intestinale.

M. Quénu termine en traversant chaque lèvre de la plaie de la paroi abdominale par trois fils qu'il noue sur des morceaux de gaze. Ce sont des fils d'attente qui serviront, quand l'intestin aura été ouvert, à rapprocher les lèvres de l'incision intestinale des lèvres de l'incision de la paroi abdominale. On passera ces fils, en des points symétriques de l'intestin, à travers la tunique musculeuse, sans piquer la muqueuse et les bouts seront noués. De cette façon, grâce à l'insensibilité de l'intestin, la suture s'effectue sans douleur.

On pose un pansement aseptique.

Le *quatrième temps,* c'est-à-dire l'ouverture de l'anse intestinale, est pratiqué quarante-huit heures après, par une incision longitudinale, au thermocautère. Il ne reste plus qu'à réunir les bords de l'ouverture à la peau par les fils d'attente.

ANTISEPTISATION DU RECTUM CANCÉREUX

Voici comment on procède dans le service de M. Quénu.

Pendant huit à dix jours avant l'extirpation du cancer rectal, on fait, chaque matin, une copieuse irrigation du rectum avec des solutions antiseptiques qui sont introduites par l'orifice inférieur de l'anus préliminaire.

Après avoir employé, pour ces irrigations, de nombreux antiseptiques, comme l'eau boriquée, l'eau naphtolée, le permanganate de potasse au millième, M. Quénu a adopté exclusivement, aujourd'hui, l'eau oxygénée du commerce à 12 volumes, en solution, à raison d'une partie d'eau oxygénée pour trois ou quatre parties d'eau bouillie. Cette préférence s'appuie sur des observations cliniques et sur les expériences démonstratives de Claisse (1).

De ces expériences, M. Quénu conclut que les irrigations, faites avec de l'eau oxygénée, constituent le désinfectant par excellence du rectum.

---

(1) In *Chir. du rectum*, t. II, p. 244.

Cette solution n'a aucune action irritante sur la muqueuse intestinale, elle désodorise en quelques jours les cancers les plus infects, et de plus, son action persiste après le lavage, car il reste dans le gros intestin une sorte d'émulsion d'oxygène, qui, sans aucun doute, continue à agir sur les micro-organismes et spécialement sur les saprophytes anaérobies.

A ces lavages abondants, M. Quénu joint des instillations de nitrate d'argent au trentième, portées, la veille de l'opération, en plein défilé cancéreux, avec les bougies à boules perforées, dont se servent les chirurgiens urinaires.

Les irrigations sont faites au moyen d'une sonde molle qu'on pousse jusqu'au niveau du cancer. Elles ne se font pas toujours sans difficulté, surtout les premières. Pour aboutir, il faut, après avoir engagé la sonde molle dans l'intestin, laisser couler une certaine quantité de liquide. Celui-ci dilate l'intestin et permet de pousser la sonde un peu plus en avant. En répétant cette manœuvre, on avance progressivement et bientôt on arrive à la hauteur du cancer. Il ne reste plus qu'à laisser couler l'eau oxygénée en quantité suffisante, soit 2 à 3 litres.

L'irrigation terminée, on bourre l'orifice inférieur de l'anus iliaque, avec une forte mèche de gaze stérilisée, et on recouvre la région avec un pansement sec.

Ce bourrage est destiné à empêcher les matières versées dans le pansement, par le bout supérieur de l'intestin, de souiller l'orifice inférieur et, par suite, la sonde molle à son passage.

De même, il protège le bout inférieur, pendant le nettoyage de l'anus préliminaire et de la peau environnante ; il maintient aussi le calibre de l'intestin et prévient un rétrécissement possible de l'orifice. Ce bourrage est d'ailleurs parfaitement supporté par le malade.

La veille de l'extirpation du rectum, on fait un copieux lavage de 5 à 6 litres d'eau oxygénée, on bourre l'orifice inférieur de l'anus iliaque et de plus, pour faire égoutter le rectum, on place, dans l'anus, un gros drain qui reste en place jusqu'au moment d'opérer.

En outre de cette désinfection rectale, on antiseptise les autres portions du tube digestif. Trois jours avant l'opération, le malade est purgé et constipé. Le premier jour, il reçoit une grande purgation, consistant en une bouteille d'eau de Sedlitz ; le deuxième jour au matin, deuxième purgation avec une demi-bouteille d'eau de Sedlitz. Le soir du même jour, on ordonne deux grammes de salicylate de bismuth et cinq centigrammes d'extrait thébaïque, et le troisième jour le malade prend quatre ou six grammes de bismuth et dix centigrammes d'extrait thébaïque.

On sait que M. Quénu (1), dans le procédé opératoire qu'il a réglé pour amputer le rectum par la voie périnéale, utilise, à la fin de l'opération, l'anus iliaque pour faire une irrigation d'eau oxygénée dans le rectum. Ce lavage a pour but de balayer les débris cancéreux, et les caillots que les malaxations et les tractions ont pu produire, au cours de l'opération.

---

(1) Quénu et Hartmann. *Chir. du rectum*, 1899, t. II, p. 258.

Les sutures terminées, M. Quénu met, dans le nouvel anus périnéo-coccygien, un gros drain entouré de gaze iodoformée, pour faciliter l'égouttement du segment terminal de l'intestin. Ce drain traverse un bandage en T, auquel il est fixé par une épingle, de manière à déverser les liquides du bout inférieur de l'intestin en dehors du pansement.

FERMETURE DE L'ANUS PRÉLIMINAIRE

Indications. — Le chirurgien ne peut penser à fermer l'anus préliminaire que dans les cas où l'extirpation du cancer rectal aboutit au rétablissement de la fonction par l'anus normal ou à la création d'un anus périnéal, coccygien ou sacré.

L'accord n'est pas encore fait sur la question de la fermeture de l'anus préliminaire, lorsque le malade est guéri de son extirpation.

Pollosson et Julliard, au Congrès de Chirurgie de 1897, adoptent l'anus définitif. Il ne s'agit pas ici d'un anus, comme celui qui résulte de l'extirpation par les méthodes abdomino-périnéale et abdomino-sacrée, mais d'un anus préliminaire qu'on renonce à fermer.

Julliard espère, ce faisant, laisser en repos le rectum du malade rétabli, le mettre à l'abri de l'irritation que causent les matières fécales, soit par leur contact, soit par les contractions qu'elles provoquent. La grande cause de récidive, dit-il, est ainsi supprimée. Il fait observer que, toute extirpation aboutissant à un anus normal, l'anus iliaque est préférable à l'anus sacré. Enfin, en cas de récidive locale, l'anus iliaque, n'ayant pas été fermé, peut être utilisable pour une seconde opération.

Pour Pollosson, qui est partisan de l'anus définitif, l'anus temporaire doit être une concession opportuniste ou une mesure exceptionnelle.

Dans ces conditions, quand le malade reprend sa vie ordinaire, après guérison opératoire, il se trouve porteur d'un anus iliaque, par lequel il est exonéré des matières fécales, et d'un deuxième anus périnéal, coccygien ou sacré, par lequel s'écoulent les sécrétions du bout terminal du tube digestif. On comprend les inconvénients qui résultent de ces anus multiples. Les soins de propreté deviennent plus nombreux et plus difficiles ; le port de deux bandages obturateurs peut être nécessaire. On se résoudrait néanmoins à adopter l'anus iliaque définitif, si les autres anus étaient désavantageux et insuffisants ; mais ce n'est pas le cas.

En ce qui concerne l'anus sacré, nous partageons l'opinion de Julliard et nous lui préférons, à tous points de vue, l'anus iliaque. Au cours de l'extirpation du cancer rectal, se trouve-t-on réduit à faire un anus sacré, lequel constitue une solution médiocre, car il est peu accessible aux soins du malade, rend difficile le maintien d'un bandage ou d'un appareil approprié et se complique souvent de prolapsus, on peut légitimement lui préférer l'anus iliaque. Mais alors, il est logique de faire un anus iliaque réellement définitif, en supprimant l'intestin sous-jacent.

Quand on s'est efforcé d'établir un anus périnéal ou coccygien, on doit en faire profiter le malade, et, le moment venu, rétablir le cours des matières, en fermant l'anus iliaque. A tous points de vue, l'anus périnéo-coccygien est comparable à l'anus iliaque. Il est aussi continent, aussi facilement obturé par un bandage, il lui est incontestablement préférable au point de vue de l'esthétique et de la satisfaction des malades, qui voient leur fonction rétablie *in situ*.

Nous sommes donc partisan de fermer l'anus iliaque, toutes les fois qu'on a pu créer un anus périnéo-coccygien.

Cette fermeture ne sera pas entreprise aussitôt après la guérison de la plaie opératoire. On peut, en effet, se trouver en présence de complications dont le traitement bénéficiera de l'anus préliminaire : tantôt l'anus périnéo-coccygien est trop grand, tantôt il est trop petit ou dépourvu de souplesse ; la muqueuse intestinale peut être prolabée, la suture circulaire peut devenir le siège d'un rétrécissement du rectum. En cas de récidive précoce, pouvant donner lieu à une nouvelle opération radicale, l'anus préliminaire servira à nouveau, pour antiseptiser le rectum. Si la récidive est inopérable, il deviendra définitif et constituera le meilleur traitement palliatif. En cas d'échecs successifs contre un grave rétrécissement, il deviendra la dernière ressource et sera définitivement conservé.

D'après toutes ces complications possibles, on juge de l'utilité qu'il y a à retarder la fermeture de l'anus liaque ; mais d'autre part, le segment intestinal qui ne fonctionne pas, tend à s'atrophier et à diminuer de calibre ; il peut en résulter une entrave au rétablissement du cours des matières. Il ne faut donc pas trop retarder la fermeture, sans oublier cependant qu'il s'agit de tumeur cancéreuse et que la récidive est malheureusement à redouter.

La trêve que laisse le cancer après l'extirpation, est d'une durée fort variable et les récidives, *in situ*, les seules dont nous ayons à nous occuper, sont précoces ou tardives.

Les récidives précoces ne sont pas, à proprement parler, des récidives ; ce sont des noyaux secondaires qui ont passé inaperçus au moment de l'opération, qui n'ont pas été enlevés et qui continuent à se développer.

Les récidives tardives sont dues à des greffes ou à des prolongements néoplasiques qui, pour une cause inconnue, sommeillent dans les tissus pendant longtemps et se remettent ensuite à végéter.

Le plus souvent, la récidive est précoce ; elle se fait si peu attendre qu'on peut dire que la maladie continue plutôt qu'elle ne récidive.

En effet, d'après Gross et Winiwarter, sur 203 cas de récidive de cancer du sein, celle-ci s'est produite 180 fois avant la fin de la première semaine, 15 fois dans le courant de la deuxième année, 6 fois dans la troisième et 2 fois seulement après la troisième année.

Il résulte de cette statistique que la récidive est surtout à craindre dans les premières semaines qui suivent l'extirpation. Il convient donc, avant de fermer l'anus préliminaire, de laisser passer un certain temps, pendant lequel les noyaux oubliés pourront se manifester par leur développement contre lesquels une nouvelle extirpation pourra être entreprise, en utilisant l'anus préliminaire.

Cette période dangereuse écoulée, il est permis d'espérer peut-être la guérison ou, tout au moins, un temps assez long sans récidive.

C'est pourquoi, M. Quénu attend trois mois, pour pratiquer la fermeture de l'anus préliminaire. C'est assez pour que, s'il ne se produit pas de récidive, il soit permis de penser que l'extirpation a été assez large et pour éloigner, sinon définitivement, du moins pour quelque temps le spectre de la récidive.

Opération. — Avant de décrire la technique adoptée par M. Quénu dans la fermeture de l'anus iliaque, nous ne saurions trop insister sur les préparatifs qui précèdent l'opération, car ils sont de la plus haute importance. En effet, le succès opératoire peut en dépendre. Il est de toute nécessité de constiper le malade, de le constiper à fond, car une débâcle, survenant dans les premiers jours qui suivent l'opération, peut tout compromettre.

L'observation VII raconte l'histoire d'un malade qu'on eut beaucoup de difficulté à constiper. Les trois premiers jours qui suivirent la fermeture de l'anus, se passèrent sans incident d'aucune sorte, mais, le quatrième jour, une débâcle survint, qui inonda la plaie de matières fécales et détermina l'ascension de la température. On fut obligé d'enlever les fils de la paroi abdominale et on trouva une fistule qui mit deux mois à se fermer.

Le malade de l'observation VI est également intéressant, à ce point de vue. Pendant les premiers jours qui suivirent la fermeture de l'anus, il eut trois crises de diarrhée, lesquelles coïncidèrent avec une ascension de la température.

Nous pensons donc qu'on doit surseoir à la fermeture de l'anus, tant qu'on n'a pas constipé le malade à fond. Il va sans dire qu'on n'entreprendra pas l'opération, sans s'assurer de la perméabilité du bout inférieur de l'intestin, en le faisant traverser par une irrigation. On trouvera une contre-indication, dans les cas où le contact des matières fécales aura irrité ou excorié la peau qui entoure l'anus préliminaire.

Pour constiper le malade, on procède de la même façon qu'avant l'opération sur le rectum. Le premier jour, le malade est purgé avec une bouteille d'eau de Sedlitz, le deuxième jour, au matin, avec une demi-bouteille et le soir du même jour, on commence à administrer l'opium et le salicylate de bismuth : soit, par jour, 0,05 ou 0,10 centigrammes d'extrait thébaïque et 2, 4 ou 6 grammes de salicylate. On continue les jours suivants, jusqu'à ce qu'on arrive à bien constiper le malade.

En général, ces doses d'opium et de salicylate, prises pendant trois ou quatre jours, suffisent à produire une constipation durable, mais il va sans dire que le fonctionnement des voies digestives doit guider le chirurgien et qu'on augmentera les doses ou qu'on prolongera le traitement, si on a affaire à un malade qui va à la selle en diarrhée.

Comme alimentation, le malade, 5 à 6 jours avant l'opération, est soumis au régime lacté. Après l'opération, on lui permet un peu de lait, du café, du grog ; on calme la soif par des injections sous-cutanées de sérum artificiel ; on lui nettoie la bouche fréquemment. Ce régime est maintenu pendant 5 à 6 jours, après lesquels on l'alimente graduellement. Pendant 5 à 6 jours également, on entretient la constipation du malade.

Nous n'insisterons par sur l'antiseptisation de la région opératoire qui n'a rien de particulier. Nous dirons seulement qu'on nettoie le bout supérieur de l'intestin en l'irriguant avec de l'eau oxygénée ; ensuite, de la même manière, on traite le bout inférieur.

Plan opératoire. — Après l'opération de la colostomie, telle que la pratique M. Quénu, la paroi intestinale forme, autour de l'ouverture de l'anus iliaque, un bourrelet à revêtement muqueux qui dépasse le plan cutané de la paroi abdominale. Par suite de la rétraction, ce bourrelet s'efface et la muqueuse intestinale se continue bientôt avec la peau, sans saillie marquée. Le reste du cylindre intestinal, sur lequel l'anus est placé, est logé dans l'épaisseur de la paroi abdominale, à laquelle il est uni par des adhérences. Le péritoine pariétal adhère au pourtour de l'anse intestinale.

Pour rétablir le cours des matières fécales, M. Quénu se propose de dégager de cette situation l'anse d'intestin, en détruisant toutes les adhérences qui l'unissent à la paroi abdominale, sans toucher aux adhérences péritonéales. Ensuite, au-dessus de l'anse intestinale suturée, il reconstitue cette paroi, plan par plan, comme dans une laparotomie.

Ainsi, l'anse intestinale est maintenue contre la paroi, par ses adhérences au péritoine pariétal, lesquelles n'ont pas été détruites, et la ligne de sutures intestinales se trouve être extra-péritonéale.

Cette manière de faire a l'avantage de réaliser une

reconstitution solide de la paroi abdominale, tout en protégeant la cavité abdominale contre l'irruption des matières et des gaz intestinaux.

Si quelque point de la suture intestinale vient à céder à la poussée des gaz ou des matières, rien ne pénétrera dans la cavité péritonéale et l'épanchement se fera entre le péritoine pariétal et les plans aponévrotiques reconstitués de la paroi abdominale. Prévenu par l'ascension de la température, le chirurgien, si cet accident se produit, n'aura qu'à couper les fils de la peau et à drainer la cavité. Le malade reste à l'abri de l'infection de la cavité péritonéale.

Technique opératoire. — *Premier temps.* — Incision et surjet de sûreté.

Par deux incisions courbes qui se rejoignent, distantes de la muqueuse de 7 à 8 millimètres, circonscrire l'anus iliaque. A chaque extrémité des incisions, faire une queue.

Ensuite, disséquer l'intestin, jusqu'à un centimètre de profondeur environ.

Avec la pince et le bistouri, exciser la couronne de peau qui borde l'orifice intestinal, rebrousser la muqueuse intestinale en dedans, adosser les tuniques musculeuses, avivées par la dissection, au moyen d'un surjet au catgut qui respecte la muqueuse.

Ce surjet de sûreté permet de poursuivre l'opération, à l'abri d'une irruption possible du contenu intestinal.

Deuxième temps. — Dissection et toilette de l'anse intestinale.

Alors, M. Quénu reprend et achève la dissection de l'anse intestinale : avec le bistouri, il coupe au ras de l'intestin les adhérences cellulo-graisseuses, musculaires et aponévrotiques, de façon à dégager l'anse de l'épaisseur de la paroi abdominale. Si besoin est, il agrandit l'incision cutanée, pour parfaire la dissection. Celle-ci terminée, l'anse tombe au fond de la plaie, où elle n'est plus retenue que par ses adhérences avec le péritoine pariétal qui ont été conservées.

Ensuite, M. Quénu fait la toilette de l'anse intestinale, en excisant les lambeaux graisseux que la dissection n'a pas séparés. Avec le doigt, il détache quelques adhérences qui unissent entre elles les branches du coude intestinal et, par quelques légères tractions, achève d'effacer l'éperon.

Si, dans le cours de la dissection, le péritoine est ouvert, M. Quénu ferme l'ouverture, par un surjet.

Troisième temps. — Entérorraphie.

M. Quénu fait un deuxième surjet au fil, par-dessus le surjet de sûreté, en ayant toujours bien soin de respecter la muqueuse et de ne charger sur l'aiguille qu'une portion de la tunique musculaire. Il ajoute même, si le calibre de l'intestin le permet, un troisième surjet. L'un de ces surjets est fait, s'il y a avantage, perpendiculairement au précédent, à seule fin de diminuer, le moins possible, le calibre du cylindre intestinal.

Quatrième temps. — Suture de la paroi abdominale.

Cette suture est faite, plan par plan, à points entrecoupés, avec du fil.

Avant de passer les derniers fils de la suture aponévrotique, M. Quénu place, dans l'angle inférieur de cette suture, un drain de caoutchouc, de la grosseur d'un crayon et dont une extrémité est en contact avec la suture intestinale. Ce drain est placé là, en vue de l'issue possible de gaz ou de liquides diarrhéiques.

Pansement aseptique.

COMMENTAIRE

On trouvera, ci-après, les observations de sept malades, chez lesquels M. Quénu a établi un anus préliminaire, qu'il a refermé trois mois après. Il a employé, dans ces différentes opérations, la technique que nous venons de décrire.

Remarquons d'abord qu'aucun malade, à la suite de l'extirpation du cancer rectal, n'a eu de complication septique. Chez tous, on a réalisé la guérison opératoire. Ces résultats ont pu être obtenus, grâce à l'anus préliminaire qui a permis d'antiseptiser le rectum, d'une manière satisfaisante.

Les sept opérations de colostomie ont eu lieu, sans incidents d'aucune sorte.

Tailhefer, au Congrès de Chirurgie de 1897, rapportant la statistique de Jeannel, signale deux morts sur onze opérations.

Nos malades avaient un anus avec un éperon, lequel s'est montré suffisant, dans tous les cas et a détourné complètement le cours des matières fécales. Cet éperon était assez saillant, néanmoins, au moment de la fermeture de l'anus, aucun traitement n'a été dirigé contre lui.

Chez nos sept malades, la fermeture de l'anus a été obtenue, par une seule intervention.

Chez six d'entre eux, il n'y a pas eu d'incident post-opératoire, ayant retardé la guérison ; le neuvième jour, ils se levaient, s'alimentaient complètement et ils quittaient l'hôpital peu après.

Chez le malade de l'observation VII, dont il a déjà été parlé, une débâcle a désuni la suture intestinale, le quatrième jour, et des liquides diarrhéiques sont venus souiller la plaie. Ce malade est resté quelque temps avec une petite fistule qui s'est rétrécie, tarie et fermée spontanément. La plaie de la paroi abdominale s'est fermée, par bourgeonnement.

En ce qui concerne le fonctionnement de l'anus périnéo-coccygien, la plupart des malades, dont nous donnons les observations, ont été revus ; ils ont de l'incontinence des gaz et des matières diarrhéiques, ils éprouvent le besoin d'aller à la selle ; ce besoin doit être satisfait aussitôt qu'il est ressenti.

Chez aucun d'eux, on n'a constaté d'éventration. Celle-ci n'est pas très rare, à la suite de la fermeture de l'anus préliminaire. Desmons (1) cite le cas d'un de ses malades, auquel il fit porter un bandage, pour contenir une petite éventration.

Nous avons revu, personnellement, il n'y a pas un mois, le malade de l'observation I. Cet homme a également la paroi abdominale intacte, au niveau de l'ancien anus iliaque.

(1) DEMONS. *Congrès français de chirurgie*, 1895.

Son anus périnéo-coccygien fonctionne bien, il perd seulement les gaz et les matières diarrhéiques. Il est arrivé à se régler et, tous les matins, dès les premières heures, il sent le besoin se produire, et doit le satisfaire de suite. L'exonération des matières se fait en plusieurs fois et dure deux heures.

Le malade est ensuite tranquille, pour le reste de la journée. Pour tout bandage, il porte entre les cuisses, une bande de flanelle qui maintient, appliqué contre l'anus, un morceau d'ouate.

Sa profession (il est courtier d'assurances) l'oblige à de longues courses quotidiennes, qu'il fait en grande partie à pied, sans aucune fatigue anormale et son anus le gêne si peu qu'il était sur le point, quand nous l'avons revu, de prendre femme, malgré son âge mûr — 59 ans.

Répétons, en terminant, qu'en aucun cas, M. Quénu n'a été obligé d'avoir recours à des opérations répétées ou à des opérations graves, telles que l'entérectomie, suivie de suture circulaire ou l'entéro-anastomose.

OBSERVATIONS

Observation I

(Hôpital Cochin, service de M. Quénu.)

Extirpation du rectum cancéreux par la voie périnéale; anus préliminaire; fermeture.

R..., âgé de 56 ans, entre en décembre 1896, salle Boyer, pour un carcinome rectal, jugé inopérable.

Les symptômes du début remontent à deux ans ; ils ont consisté en une légère douleur, pendant la défécation ; puis les garde-robes sont devenues difficiles ; elles n'ont été sanguinolentes que depuis un an.

Actuellement, le malade va plus difficilement à la selle ; les matières expulsées sont peu abondantes, souvent dures, en boules, recouvertes de glaires et de sang. Entre les selles, expulsion d'un liquide peu odorant, tachant fortement la chemise. Les douleurs existent aussi pendant la marche ; elles apparaissent même la nuit et sont cause d'insomnie. L'appétit est bon, les fonctions digestives normales, l'aspect général satisfaisant ; nous ne notons, comme troubles de la fonction urinaire, qu'un certain retard dans la miction : le malade pousse parfois pendant dix minutes avant qu'ait lieu l'écoulement d'urine.

L'exploration rectale nous décèle, à trois centimètres environ de l'orifice anal, sur la paroi antérieure du rectum, une surface assez large, ulcérée, dont la limite supérieure ainsi envahie n'est pas mobilisable sur la prostate ; elle lui adhère fortement.

Le 12 janvier 1897, on pratique un anus iliaque. Dès l'ouverture de l'anus iliaque, c'est-à-dire le 14, nous commençons des lavages du rectum, avec une solution de permanganate de potasse à 1 pour 2000.

Opération le 19 janvier.

Après introduction d'une sonde métallique dans l'urètre, le malade est mis dans la position de la taille et on pratique une incision médiane commençant à 6 ou 9 centimètres en avant de l'anus, le contournant et se terminant à 5 ou 6 centimètres en arrière.

Dissection de l'anus, après fermeture en bourse à l'aide d'un fil de soie, mise à nu des bords antérieurs des releveurs de l'anus et section de ces muscles sur les côtés du rectum ; en arrière résection du coccyx. Section dans la prostate, suivant un plan parallèle au plan de l'urètre membraneux ; décollement du rectum et abaissement. Le rectum étant suffisamment descendu, on le fixe à la partie postérieure de la plaie périnéale. En ce point, le plan rasant la peau se trouve à deux bons travers de doigt de la limite supérieure du néoplasme ; la peau est suturée en avant du rectum, puis on applique une ligature élastique et on réséque au-dessous. Il reste à s'occuper du nouvel anus qui sera un anus coccygien. Au lieu d'en suturer les bouts à la peau, on introduit dans sa cavité un tube en aluminium, muni d'une gorge et on lie sur elle le bout d'intestin qui déborde légèrement le futur emplacement de l'anus. La plaie périnéale est bourrée avec de la gaze stérilisée ; contre elle et en dehors d'elle, pansement iodoformé. Le tube métallique traverse le bandage en T et un peu de gaze iodoformée, extérieure au pansement, est destinée à recevoir ce qui s'en écoulera.

Aussitôt après le pansement et avant le réveil complet, injection de 500 grammes de sérum.

Les suites ont été très simples.

Le 24, la canule est complètement détachée et remplacée par un drain intra-rectal.

Le 30, le bout anal est régularisé et de chaque côté la muqueuse est fixée à la peau par deux points de suture.

Le malade se lève dès le 2 février et sort peu après de l'hôpital.

Le malade rentre au commencement de mai 1897 pour qu'on lui ferme l'anus préliminaire.

Après la préparation habituelle, cette opération est pratiquée le 7 mai.

Les suites opératoires sont satisfaisantes, le 15 les fils sont enlevés et le 17 le malade quitte l'hôpital.

Observation II

(Hôpital Cochin, service de M. Quénu)

Extirpation du rectum cancéreux par la méthode périnéale ; anus préliminaire ; fermeture.

Albert H..., 45 ans, cultivateur, entre le 14 décembre 1897, salle Boyer, lit n° 1.

Antécédents nuls. — H... n'a jamais eu la moindre maladie.

En mars 1897, il y a neuf mois, il s'est aperçu qu'il avait des selles sanguinolentes.

Le sang était rouge, non mêlé aux matières fécales. Il n'a jamais eu d'hémorragie sérieuse.

Depuis le mois de juillet, les selles sont devenues pénibles et douloureuses et dans les derniers temps, les matières étaient absolument déformées, comme passées à la filière.

Depuis quatre semaines, il a de faux besoins, dont quelques-uns suivis de selles noirâtres, sans matières fécales. Depuis ces derniers temps seulement, le malade éprouve des douleurs spontanées dans le fondement, avec irradiations dans le sacrum, et plus fortes la nuit que le jour. Le malade a maigri depuis trois mois; il a perdu une partie de ses forces et son appétit a beaucoup diminué, Malgré cela, il a continué son travail. Il existe sur la partie postérieure de l'ampoule rectale et de la portion sphinctérienne de l'anus, une tumeur qui remonte assez haut dans le rectum, puisque le doigt n'atteint que très difficilement sa limite supérieure. Elle est irrégulière, anfractueuse en certains points, dure en d'autres. Son contour est net; sauf à gauche, où elle se termine par une véritable frange assez molle.

La paroi antérieure du rectum ne paraît pas envahie ; pas d'adénopathie inguinale.

Anus iliaque gauche, le 29 décembre 1897.

Quarante-huit heures après, ouverture de l'intestin au thermocautère.

On fait, par le bout inférieur, des lavages à l'eau oxygénée qui ressortent par le rectum.

L'anus iliaque fonctionne bien et les matières fécales ne passent pas par le bout inférieur.

Extirpation du rectum le 14 janvier 1898.

On enlève le rectum par la voie périnéale, combinée avec la résection du coccyx. En tirant sur les fils de la suture en bourse, le fil déchire la paroi anale ; on est obligé de mettre un lien circulaire au-dessus.

On diminue, par quelques points de suture, l'étendue de la plaie périnéale à sa partie antérieure, près des bourses, ainsi qu'en avant et en arrière du nouvel anus périnéal.

L'anus est réuni à la peau du périnée, avec de la soie.

Suites opératoires. — La température s'est élevée au-dessus de 38°, entre le troisième et le sixième jour; cela était dû à la présence d'un petit abcès, situé sur la partie gauche et postérieure de l'anus. On a ouvert cet abcès, on l'a drainé et dès le 22, il était fermé

Le 19 janvier, cinq jours après l'opération, on enlève la gaze iodoformée qui bourre la plaie périnéale. On la remplace par une mèche plus petite, qu'on étale sous la plaie sans l'enfoncer. On la renouvelle tous les deux jours, jusqu'à guérison complète, c'est-à-dire le 7 avril 1898.

Le malade revient à l'hôpital, le 6 juin 1898, pour qu'on lui ferme l'anus préliminaire.

Après la préparation habituelle, cette opération est faite le 11 juin.

Les suites opératoires sont excellentes, la température reste normale et le 19 on enlève les fils. La guérison est complète, le malade rend ses selles par l'anus périnéo-coccygien ; il sort le 30 juin 1898.

Observation III

(Hôpital Cochin, service de M. Quénu.)

Extirpation du rectum cancéreux par la méthode périnéale ; anus préliminaire, fermeture.

Le 24 décembre 1897. — Louis L..., 57 ans, maçon, salle Boyer, lit n° 6.

Antécédents. — Mère morte à 78 ans, hémiphlégique. Il a eu une fièvre typhoïde à 30 ans et une bronchite légère à 49 ans.

Il y a huit mois, en avril 1897, le malade s'est aperçu qu'il rendait par les selles de petites quantités de sang rouge liquide. Ces hémorragies rectales se sont répétées assez souvent.

En juin, il y a dix mois, il a été pris d'une constipation qui n'a plus cessé. Elle a augmenté dans ces derniers temps et actuellement le malade a de faux besoins d'aller à la garde-robe qui le prennent trois et cinq fois par jour. Malgré cela, il n'a jamais eu de véritable occlusion.

Les douleurs se sont montrées en même temps que la constipation, très vives au moment des garde-robes, elles sont continues, sourdes, principalement la nuit.

Le malade a peu maigri. Il n'a perdu ni forces ni appétit. Cependant, depuis deux mois, il a quitté tout travail. Les douleurs rectales, à peu près continues, en sont la cause.

Le toucher rectal permet de sentir une tumeur irrégulière, siégeant sur la partie gauche de l'ampoule rectale et de la région sphinctérienne. Cette tumeur, peu volumineuse, se présente sous forme d'un bloc étalé, bourré de nodosités dures et saignantes. Elle est anfractueuse à sa partie moyenne.

On atteint facilement avec le doigt la limite supérieure de la tumeur, au-dessus de laquelle la muqueuse rectale redevient normale. Le néoplasme est mobile sur les parois rectales et ne présente pas d'adhérence en avant. Pas d'adénopathie inguinale.

On pratique, le 8 décembre, l'anus artificiel sur le côlon, dans la fosse iliaque gauche.

Ouverture de l'intestin, 48 heures après, au thermocautère. Pas d'incident. Antiseptisation habituelle du rectum.

Le 24 décembre 1897, extirpation du rectum par la voie périnéale, après résection du coccyx. Lorsque la désinsertion du rectum paraît achevée, M. Quénu tente le procédé de retournement, mais on ne peut faire pénétrer ni sonde, ni pince longue dans le segment inférieur de l'anus artificiel et cela, malgré plusieurs tentatives.

On abaisse alors le rectum un peu plus, en désinsérant plus haut le méso-rectum et l'on établit un anus périnéal, immédiatement au-devant du coccyx réséqué.

On suture la muqueuse à la peau avec du catgut. Puis on diminue l'étendue de la plaie périnéale, par quelques points de suture cutanés. La cavité qui reste est bourrée de gaze iodoformée.

Suites opératoires. — Les fils de catgut, destinés à fixer l'anus périnéal, ont lâché dès le lendemain de l'opération, on les remplace, séance tenante, par des crins de Florence.

On change la gaze iodoformée le sixième jour, on la remplace par une mèche moins volumineuse.

Les suites opératoires sont d'abord excellentes ; la température axillaire n'a jamais dépassé 37°,1. Pas de suppuration ni de sphacèle immédiat. Mais vers la troisième semaine, un petit abcès se forme à gauche et en arrière de l'anus. On l'incise et on le draine ; la cicatrisation est très longue à se faire et le malade ne sort définitivement que le 27 mars 1897, trois mois après l'opération.

Le malade revient à l'hôpital, en juillet, pour qu'on lui ferme l'anus préliminaire.

Après la préparation habituelle, cette opération est pratiquée le 8 juillet.

Le 10 juillet, on enlève le petit drain, placé dans l'angle inférieur de la plaie. La température est normale.

Le 17 juillet, les fils cutanés sont enlevés et le malade sort le 21 juillet, avec toutes ses selles par l'anus périnéo-coccygien.

Observation IV

(Hôpital Cochin, service de M. Quénu.)

Extirpation du rectum cancéreux par la voie périnéale, anus préliminaire, fermeture.

Henri R..., 54 ans, cocher de fiacre, entré le 24 janvier 1898, lit n° 18, salle Boyer.

Antécédents. — Une sœur morte tuberculeuse.

A l'âge de 24 ans, il a eu une dysenterie, contractée au camp de Châlons ; elle a duré quatorze jours.

Au mois de septembre 1897, il y a 4 mois, le malade a remarqué que ses matières, jusque-là normales, devenaient dures comme du bois ; elles étaient arrondies, sous forme de billes et étaient striées d'une petite quantité de sang. Mais il n'y eut pas, à proprement parler, de constipation durable, et c'est à peine s'il prit quelques lavements.

Il présenta des épreintes et du ténesme, presque dès les premiers temps ; tantôt il rendait des matières fécales roulées en boule, tantôt du liquide intestinal, teinté de sang.

Ces épreintes ont augmenté ; c'est ce qui le fatigue le plus actuellement. Il a, de plus, des douleurs continues, localisées à l'anus, et irradiées au coccyx. Elles sont également vives le jour et la nuit, quand il est assis, couché ou debout. Mais elles sont particulièrement intenses lorsqu'il est pris de faux besoins.

Même en dehors des selles, il perd un peu de sang par l'anus, et ses chemises sont continuellement teintées par une sérosité sanguinolente.

Le malade a beaucoup maigri depuis trois mois, son appétit est conservé, ses forces sont intactes.

Par le toucher rectal, on constate une tumeur très saillante, implantée sur la paroi postérieure. C'est là, qu'elle atteint son maximum, mais elle s'étend sur presque toute la circonférence du rectum. Un sillon très net sépare la tumeur de la muqueuse saine. Elle est située à un demi-doigt de l'anus, c'est-à-dire au-dessus du sphincter, elle s'élève vers l'ampoule et le doigt n'atteint pas sa limite supérieure.

Anus iliaque gauche le 10 février 1898.

Quarante-huit heures, après incision de l'intestin au thermo-cautère.

Antiseptisation du rectum, par des lavages d'eau oxygénée.

Extirpation du rectum par la voie périnéale, le 15 février 1898. Les muscles releveurs sont volumineux, leur tranche de section est épaisse. Aussi peut-on les rapprocher par quelques points de suture, de façon à constituer une sangle musculaire, au-devant de la prostate.

L'opération ne présente aucun accident. Après l'abouchement du rectum à la peau, on rétrécit la plaie périnéale par une ligne de sutures dont l'anus forme le centre.

On le tamponne avec de la gaze iodoformée et on met une mèche de gaze dans l'anus périnéal.

Suites opératoires. — Dès le lendemain, le malade dit qu'il souffre moins que le lendemain du jour où on lui a fait l'anus iliaque. Il n'a pas de suintement sanguin ; quelques glaires très abondantes et claires sortent par l'anus périnéal.

La plaie présente un très bon aspect, il n'y a pas de trace de pus ou de sphacèle.

Malgré cela, jusqu'au 27, la température oscilla autour de 38°. Le 27 même, elle atteignit 39°,4 pour retomber à 37° le 28. Elle est restée normale depuis ce jour-là.

Le malade sort guéri le 8 avril, un mois et demi après son opération.

Après un séjour à la campagne, le malade revient dans le service, le 18 juillet, pour qu'on lui ferme l'anus iliaque.

Après la préparation habituelle, l'opération a lieu le 20 juillet. On met un petit drain dans le bas de l'incision.

Les suites opératoires sont excellentes, la température reste normale; le drain est enlevé le 23 et les fils le 29. Le malade reprend son alimentation complète, et sort le 3 août complètement guéri.

Observation V

(Hôpital Cochin, service de M. Quénu.)

Extirpation du rectum cancéreux par la voie périnéale, anus préliminaire, fermeture. — Salle Lorrain, Pavillon Pasteur, lit n° 1.

Léonie Ch..., âgée de 63 ans, journalière, entrée le 16 janvier 1899.

Antécédents personnels. — Nuls.

Antécédents héréditaires. — Père mort de la poitrine, mère morte de vieillesse à 85 ans, un frère mort de la poitrine à 35 ans.

Le début des accidents remonte à 4 mois.

En octobre dernier, la malade a commencé à avoir de fréquentes envies d'aller à la selle. Ces envies se renouvelaient 6 à 7 fois par jour. La plupart du temps, il n'y avait pas expulsion de matières fécales, lesquelles étaient en général très dures, roulées, en petite quantité, et n'étaient évacuées qu'au prix de violents efforts.

L'état général est mauvais; la malade raconte qu'elle a beaucoup maigri, son appétit a beaucoup diminué, elle mange peu, elle se prive même dans l'espoir d'atténuer les douleurs de la défécation.

Les digestions sont pénibles, du tympanisme et des éructations fréquentes suivent les repas.

Au mois de décembre, les envies d'aller à la selle diminuèrent, la constipation devint plus opiniâtre, il y eut des coliques, l'amaigrissement augmenta encore. La malade rendit, par l'anus, des glaires fétides.

En janvier, la constipation a augmenté et quelques filets de sang se mélangent aux fèces.

Examen de la malade. — Le toucher rectal permet de constater, à 5 ou 6 centimètres au-dessus de l'anus, des masses bourgeonnantes, molles, assez friables, ayant envahi toute la circonférence du rectum. Au milieu, le doigt reconnaît un orifice étroit, qu'il ne peut franchir. Au-dessous du néoplasme, la muqueuse est indurée, elle glisse mal. Le toucher vaginal permet de constater, sur la paroi postérieure du vagin, un noyau qui fait saillie.

Rien aux poumons, rien au cœur, pas d'albumine.

L'anus iliaque préliminaire est pratiqué le 21 janvier ; l'intestin est incisé au thermocautère, 48 heures après.

L'antisepsie du rectum est entreprise sitôt après la cicatrisation de l'anus, le premier lavage d'eau oxygénée est fait le 1er février : le liquide antiseptique, versé par l'anus iliaque, ressort par l'anus normal. On fait six lavages.

Extirpation du cancer le 9 février 1899. — Incision du cul-de-sac postérieur du vagin et exploration du rectum, par cette incision.

Le noyau vaginal est circonscrit par quatre incisions ; une incision est prolongée sur la ligne médiane jusqu'auprès de l'anus, puis fermeture de celui-ci, par un fil en bourse.

La malade étant alors mise sur le côté, on fait une longue incision para-sacrée, on résèque une portion du coccyx.

Les releveurs sont attaqués par en haut, de chaque côté et coupés entre deux clamps. Le rectum est alors facilement abaissé, les pinces sont remplacées par des ligatures. Le vagin est alors suturé, puis la vulve ; les plans péri-rectaux sont suturés aux couches cutanées, puis la plaie cutanée est fermée.

Le rectum est alors ouvert et largement irrigué par le bout supérieur avec de l'eau oxygénée, puis amputé au-dessus du cancer. Le bout supérieur abaissé est suturé à la peau. Un drain est placé en avant du rectum.

Après l'opération, la malade est très affaiblie ; elle est remontée par des injections de sérum artificiel. Elle présente, immédiatement après l'opération, des phénomènes de psychose. Elle se lève à chaque instant, se figure être chez elle, parlant de ses bestiaux et de ses vaches.

Les suites opératoires locales ont été simples. Il n'y eut ni température, ni suppuration.

Le drain pré-rectal est enlevé le 11 mars ; la plaie est complètement cicatrisée, dans les premiers jours d'avril.

Amélioration de l'état général, augmentation de l'appétit et du poids. Le teint devient coloré. L'état mental s'améliore et la malade sort, ayant augmenté de plus de 2 kilogrammes, dans la première quinzaine du mois d'avril.

La malade revient à l'hôpital Cochin, en juillet, pour qu'on lui ferme l'anus préliminaire. Il n'y a pas de récidive.

Après la préparation habituelle, la malade est opérée le 17 juillet 1899. On met un petit drain, dans l'angle inférieur de la suture.

Les suites sont excellentes, la guérison se produit sans incident ; le drain est enlevé, le 2e jour et les fils, le 8e jour. La malade sort avec un anus périnéo-coccygien le 23 août 1899.

Observation VI

(Hôpital Cochin, service de M. Quénu.)

Extirpation du rectum cancéreux par la méthode périnéale, anus préliminaire, fermeture.

François C..., âgé de 52 ans, employé de commerce, entré le 3 mars 1899, salle Boyer, n° 4.

Depuis une quinzaine d'années, ce malade est atteint d'hémorroïdes qui deviennent de temps à autre procidentes. Il éprouve, à ce moment, la sensation de corps étrangers dans le rectum ; il a pris l'habitude de réduire lui-même les petites tumeurs variqueuses et presque toujours, à la suite de la réduction, il a remarqué des filets de sang dans ses selles.

Depuis trois mois, les douleurs du malade ont augmenté, les selles sont très pénibles et la région anale est le siége d'une suppuration légère qui tache ses chemises. Il n'a jamais remarqué de pus dans ses selles.

Il a des envies fréquentes d'aller à la garde-robe. Ces envies se répètent jusqu'à dix fois par jour. La défécation, quoique douloureuse, ne demande pas de grands efforts, les matières ne sont pas dures, il va plutôt en diarrhée ; de temps en temps, elles sont mélangées de glaires, mais depuis six mois, il n'a pas remarqué de sang.

L'état général est assez satisfaisant, bien que le malade ait maigri, perdu de ses forces, qu'il soit sans appétit et qu'il digère mal.

En découvrant l'anus, il apparaît masqué par de petites tumeurs rosées, et par du liquide purulent. Ces tumeurs se continuent dans le canal anal.

Au toucher, on sent, sur la paroi postérieure du canal anal, se continuant dans l'ampoule rectale, une tumeur de la largeur de la paume de la main, irrégulière, dure, avec des bourgeons saillants. On ne trouve pas de ganglions.

Anus préliminaire, le 7 mars 1899. Le 9 mars, incision de l'intestin au thermocautère. Quelques jours après, on commence l'antiseptisation du rectum par des irrigations d'eau oxygénée.

Amputation du rectum, le 24 mars. Les suites opératoires sont satisfaisantes ; la muqueuse intestinale s'est déchirée au niveau des fils qui la suturaient à la peau du périnée ; le drain pré-rectal est diminué tous les jours, et le 4 avril, est complètement supprimé.

La guérison est bientôt effectuée.

Le malade reste à l'hôpital jusqu'en juillet. Après la préparation ordinaire, la fermeture de l'anus est pratiquée le 28 juillet.

La constipation a été assez difficile à obtenir, le malade allant souvent à la selle en diarrhée. On ne met pas de drain dans l'angle inférieur de l'incision.

Les suites opératoires ont été satisfaisantes.

Le 29, après avoir constaté une légère ascension de la température (37°,7), on défait le pansement et on coupe le fil le plus bas. Il s'écoule du liquide noirâtre, sans odeur. On met un petit drain dans la plaie. Le lendemain matin la température est à 37°. Le drain est enlevé le 3 août.

Le 4 août, la température s'élève à 37°,7. Cette ascension coïncide avec une crise de diarrhée, la température redevient normale, le lendemain matin, pour remonter à 37°,8 le 6 août au soir. Le malade raconte qu'il est encore allé à la selle en diarrhée. Le lendemain, la température est normale, les fils sont enlevés et le malade est guéri le 22 août 1899.

Observations VII

(Hôpital Cochin, service de M. Quénu.)

Extirpation du rectum cancéreux par la voie périnéale, anus préliminaire, fermeture.

Benoît, Baptiste P..., âgé de 66 ans, forgeron, entré le 22 mars 1899, salle Boyer, lit n° 7.

Antécédents personnels. — Variole étant jeune. Blessure au genou droit, un traumatisme de deux doigts de la main droite. Séjour aux colonies où il a pris les fièvres et où il a eu du rhumatisme articulaire aigu. Rien de vénérien.

Il y a 7 ou 8 ans, le malade se découvrit des hémorroïdes internes, lesquelles, s'il faut en croire le malade, ne se manifestèrent que par quelques démangeaisons ; elles ne furent jamais procidentes et n'occasionnèrent aucune hémorragie.

En janvier 1899, il commence à souffrir de faux besoins d'aller à la selle, de pesanteurs dans le rectum et dans les testicules. Chaque selle s'accompagne d'une perte de sang qui ne se reproduit pas entre les selles. Il est actuellement très constipé, mais il n'a jamais eu de phénomènes d'obstruction.

Dans les selles, on trouve peu de matières fécales, mais du pus très pur, du mucus et du sang.

Le malade, d'une constitution très robuste, a maigri ; son état général est néanmoins assez satisfaisant, il a perdu une partie de sa force depuis deux mois.

Le toucher rectal permet de sentir, à deux centimètres au-dessus de l'anus, un rétrécissement annulaire que le doigt franchit. Au-dessus du rétrécissement, on trouve une ampoule spacieuse, avec des parois anfractueuses. Le doigt, retiré du rectum, a une odeur infecte, mais n'est pas taché de sang. Pas d'adénopathie inguinale.

Anus iliaque gauche pratiqué le 15 avril 1899. L'incision sert à pratiquer le toucher manuel intra-abdominal.

Le 17 avril, incision de la paroi intestinale, au thermocautère. On fait des irrigations rectales par l'anus iliaque, tous les jours, avec de l'eau oxygénée en solution, jusqu'au 25 avril.

Le 25 avril, extirpation du rectum cancéreux par la voie périnéale ; on résèque le coccyx et on fait un anus périnéo-coccygien, après abaissement du bout supérieur de l'intestin.

Les fils lâchent les uns après les autres ; la muqueuse remonte de 2 à 3 centimètres, au dixième jour.

Pansements quotidiens. Suites opératoires satisfaisantes qui permettent au malade de quitter l'hôpital, le 4 août 1899, pour aller vivre à la campagne.

Le malade rentre, le 3 octobre, pour qu'on lui ferme l'anus iliaque.

Après la préparation habituelle, la fermeture est pratiquée le 7 octobre. Le 8, le 9, le 10 et le 11, tout va bien, la température est normale ; mais le 11 au soir, la température s'élève (37°,1) et, le lendemain matin, atteint 38°,1. Le pansement est défait, la ligne de sutures est rouge, les fils cutanés sont enlevés et permettent de voir la plaie, inondée de matières fécales diarrhéiques. Ce malade qu'on avait eu beaucoup de peine à constiper, avant l'opération, venait d'être pris d'une débâcle qui s'est manifestée par l'issue de matières liquides par l'anus périnéo-coccygien.

On fait le nettoyage de la plaie qu'on recouvre d'un pansement humide.

Le 12, au soir, la température baisse (37°,1) et reste normale les jours suivants.

La plaie est inondée, pendant plusieurs jours, de matières dont la quantité diminue avec la diarrhée. Il se forme une petite fistule qui admet à peine les mors rapprochés d'une pince hémostatique. Les matières continuent à être évacuées en partie par la fistule, en partie par l'anus périnéo-coccygien. Le 27, le malade ne perd plus, par la fistule, que quelques mucosités intestinales ; la totalité des matières s'évacue par le bas. La plaie est comblée, un liseré épidermique s'étend.

Guérison complète, en décembre 1899.

CONCLUSIONS

L'antisepsie usuelle est insuffisante, quand il s'agit de désinfecter un rectum cancéreux. On doit pratiquer un anus préliminaire.

Celui-ci est indiqué dans tous les cancers rectaux, justiciables des voies sacrée et périnéale.

Une exception peut être faite, lorsqu'on se trouve en présence d'un cancer bas et peu étendu.

Alors, le curettage des bourgeons néoplasiques pourra suffire.

L'anus sera pratiqué, dans la fosse iliaque gauche, sur le gros intestin.

Un intervalle de 12 à 15 jours séparera la colostomie de l'extirpation du cancer. Ce laps de temps sera employé à faire des irrigations rectales.

L'anus aura un éperon suffisant, pour détourner les matières. On ne fermera pas le bout inférieur de l'intestin, par lequel seront introduits les liquides antiseptiques.

Pour faire l'éperon, il est inutile de recourir à des procédés compliqués qui sont sans avantages et rendent plus difficile la fermeture ultérieure de l'anus.

Le procédé, employé par M. Quénu, crée, à meilleur compte, un anus muni d'un éperon, lequel, sans être exagéré, est suffisant, et n'est pas un obstacle à la fermeture.

L'anus iliaque sera temporaire et devra être fermé, l'anus périnéo-coccygien nous paraissant préférable.

La fermeture ne sera entreprise que trois mois après la guérison opératoire du cancer, s'il ne s'est pas produit de récidive et si l'anus inférieur fonctionne bien.

Il ressort de nos observations que la fermeture de l'anus est une opératien bénigne, tout au moins par la méthode adoptée par M. Quénu.

Cette méthode, en effet, a été suffisante dans tous les cas auxquels elle a été appliquée.

BIBLIOGRAPHIE

Pollosson. — *Lyon Médical,* 18 mai 1884.

Laguaite. — De la dérivation complète du cours des matières intestinales, appliquée au traitement du cancer du rectum. *Thèse,* Lyon, n° 240, juillet 1884.

J. Adams. — *British. Med. Journal*, 15 août 1884.

F. Duranti. — 13e *Réunion de la Société des Chir. italiens.* Rome, du 19 au 21 avril 1886.

— Anus artificiel comme traitement préliminaire des maladies recto-coliques. Tr. Internat. M. Cong. Wash., 1887, I, 572.

Kœnig. — *Berliner. Klin. Woch.*, 1886.

Scheede. — Zur operation des Mastdarmkrebse. *Deutsche Med. Woch.* Leipsig, 1887, n° 48, p. 1048.

Schwartz. — *Bull. et Mém. de la Soc. de Chir.* Paris, 21 mai 1890, p. 401.

Labordère. — Contribution à l'étude du traitement chirurgical du cancer du rectum, création préliminaire d'un anus artificiel, nouveau procédé de suture intestinale. *Thèse,* Bordeaux, 1891, n° 47.

Marcel Baudouin. — L'asepsie et l'antisepsie à l'hôpital Bichat, 1890, p. 115.

Morestin. — Des opérations qui se pratiquent par la voie sacrée. *Thèse,* Paris, 1894, n° 112.

Gilbert et Dominici. — *Société de Biologie,* 14 avril 1894 et 21 décembre 1895.

QUÉNU. — *Presse médicale,* novembre 1895.

DEMONS. — *Congrès français de Chir.,* 1895, p. 28.

FINET. — De la valeur curative et palliative de l'exérèse dans le cancer du rectum. *Thèse,* Paris, 1896, n° 541.

DELBET. — *Traité de Chir. Le Dentu-Delbet.* Rétrécissement du rectum, t. VIII, p. 445, 1896.

QUÉNU. — *Bull. et Mém. de la Soc. de Chir.,* 25 mars 1896.

CHAPUT. — *Soc. de Chir.* Paris, 22 juillet 1896.

DOYEN. — *Presse Médicale,* 6 novembre 1897.

QUÉNU. — *Soc. de Chir.,* 17 juin et 28 juillet 1897.

GANGOLPHE, NOVÉ-JOSSERAND, VALLAS. — *Lyon Médical,* 4 et 11 juillet 1897, p. 358 et 378.

KRASKE. — *Sammlung Klin. Vorträge,* 1897, n° 183-184.

QUÉNU et HARTMANN, POLLOSSON, JULLIARD, TAILHEFER. — *Congrès français de Chirurgie,* 1897.

DESFORGES-MÉRIEL. — Essai sur le traitement opératoire du cancer du rectum. *Thèse,* Toulouse, 1897, n° 227.

QUÉNU. — *Bull. et Mém. de la Soc. de Chir.,* 23 février 1898.

QUÉNU et HARTMANN. — Chirurgie du rectum, t. II. Paris, Steinheil, 1899.

TABLE DES MATIÈRES

CHARTRES. — IMPRIMERIE DURAND, RUE FULBERT.

CHARTRES. — IMPRIMERIE DURAND, RUE FULBERT

www.ingramcontent.com/pod-product-compliance
Ingram Content Group UK Ltd.
Pitfield, Milton Keynes, MK11 3LW, UK
UKHW020416230726
13925UKWH00004B/1457